A
GUIA DE DIETA DE
BAIXA GORDURA

50 RECEITAS
SABOROSAS QUE IRÃO
AJUDE VOCÊ A MANTER
SAUDÁVEL

TOMÁS BENTO

TABLE OF CONTENTS

INTRODUÇÃO

Uma dieta com baixo teor de gordura restringe a gordura, e muitas vezes a gordura saturada e o colesterol. As dietas com baixo teor de gordura têm como objetivo reduzir a ocorrência de doenças como doenças cardíacas e obesidade. Para perda de peso, eles atuam de forma semelhante a uma dieta pobre em carboidratos, uma vez que a composição dos macronutrientes não determina o sucesso da perda de peso. A gordura fornece nove calorias por grama, enquanto os carboidratos e proteínas fornecem, cada um, quatro calorias por grama. O Instituto de Medicina recomenda limitar a ingestão de gordura a 35% do total de calorias para controlar a ingestão de gordura saturada.

Embora a gordura seja uma parte essencial da dieta de uma pessoa, existem "gorduras boas" e "gorduras ruins". Saber a diferença pode ajudar uma pessoa a fazer escolhas informadas sobre suas refeições.

Se você está seguindo uma dieta saudável e balanceada, restringir a ingestão de gordura geralmente é desnecessário. No entanto, em certas circunstâncias, limitar a gordura na dieta pode ser benéfico.

Por exemplo, dietas com baixo teor de gordura são recomendadas se você estiver se recuperando de uma cirurgia na vesícula biliar ou se tiver doença da vesícula biliar ou do pâncreas.

As dietas com baixo teor de gordura também podem prevenir a azia, reduzir o peso e melhorar o colesterol.

CAFÉ DA MANHÃ

1. Café da Manhã com Aveia

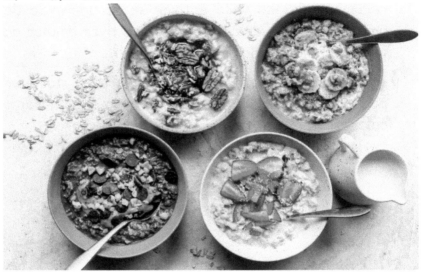

Serve 1

- • 1 xícara de aveia cozida
- • 1 colher de chá. de chãolinho sementes
- • 1 colher de chá. de sementes de girassol
- • Uma pitada de canela
- • Metade da colher de chá. de cacau

a) Cozinhe a aveia com água quente e depois misture todos os ingredientes.

b) Adoce, se necessário, com algumas gotas de mel cru.

c) Opcional: você pode substituir as sementes de girassol por sementes de abóbora ou semente de chia.

d) Você pode adicionar um punhado de mirtilos ou qualquer outra fruta em vez de cacau.

2. Café da Manhã com Iogurte de Aveia

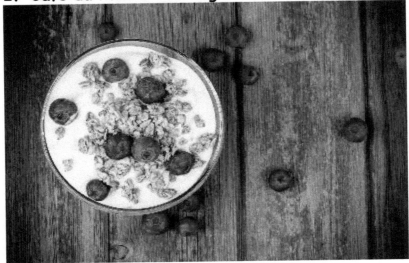

Serve 1

- 1/2 xícara de aveia seca
- Punhado de mirtilos (opcional)
- 1 xícara de iogurte desnatado

a) Misture todos os ingredientes e espere 20 minutos ou deixe durante a noite na geladeira se usar aveia cortada em aço.

b) Servir

3. Aveia cacau

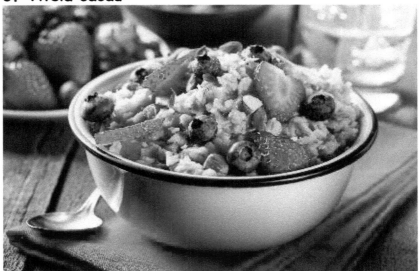

Serve 1

Ingredientes -

- • 1/2 xícara de aveia
- • 2 xícaras de água
- • Uma colher de chá de pitada. sal
- • 1/2 colher de chá chãobaunilha feijão
- • 2 colheres de sopa. cacau em pó
- • 1 Colher de Sopa. cruquerida
- • 2 colheres de sopa. chãolinho farinha de sementes
- • uma pitada de canela
- • 2 claras de ovo

Instruções

a) Em uma panela em fogo alto, coloque a aveia e o sal. Cubra com 3 xícaras de água. Deixe ferver e cozinhe por 3-5 minutos, mexendo ocasionalmente. Continue adicionando 1/2 xícara de água, se necessário, à medida que a mistura engrossa.

b) Em uma tigela separada, bata 4 colheres de sopa. água nas 4 colheres de sopa. cacau em pó para formar um molho homogêneo. Adicione a baunilha à panela e mexa.

c) Abaixe o fogo para baixo. Adicione as claras em neve e bata imediatamente. Adicione a farinha de linho e a canela. Mexa para combinar. Retire do fogo, acrescente o mel cru e sirva imediatamente.

d) Sugestões de cobertura: morangos fatiados, mirtilos ou algumas amêndoas.

4. Blueberry Vanilla Aveia durante a noite

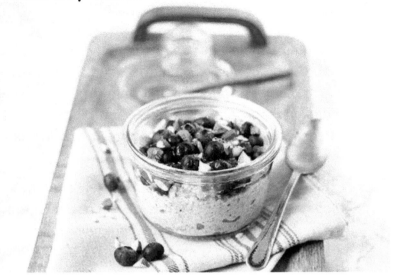

Serve 1

Ingredientes

- • 1/2 xícara de aveia
- • 1/3 xícara de água
- • 1/4 xícara de iogurte desnatado
- • 1/2 colher de chá chãobaunilha feijão
- • 1 Colher de Sopa. linho farinha de sementes
- • Uma pitada de sal
- • Mirtilos, amêndoas, amoras, crus querida para cobertura

Instruções

a) Adicione os ingredientes (exceto os recheios) à tigela à noite. Leve à geladeira durante a noite.

b) De manhã, agite a mistura. Deve ser grosso. Adicione as coberturas de sua escolha.

5. Farinha de aveia de maçã

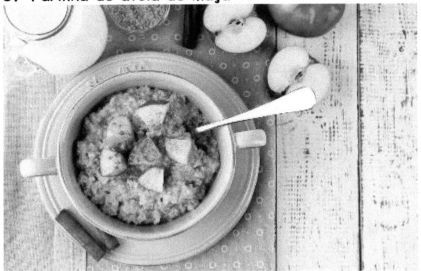

Serve 1

Ingredientes

- • 1 maçã ralada
- • 1/2 xícara de aveia
- • 1 xícara de água
- • Pitada de canela
- • 2 colheres de chá cruquerida

Instruções

a) Cozinhe a aveia com a água por 3-5 minutos.

b) Adicione a maçã ralada e a canela. Junte o mel cru.

6. Manteiga De Amêndoa Banana Aveia

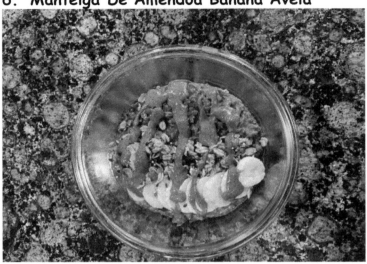

Serve 1

Ingredientes

- • 1/2 xícara de aveia
- • 3/4 xícara de água
- • 1 clara de ovo
- • 1 banana
- • 1 colher de sopa linho farinha de sementes
- • 1 colher de chá cru querida
- • uma pitada de canela
- • 1/2 colher de sopa amêndoa manteiga

Instruções

a) Combine aveia e água em uma tigela. Bata a clara de ovo e misture com a aveia crua. Ferva no fogão. Verifique a consistência e continue a aquecer conforme necessário até que a aveia esteja fofa e espessa. Amasse a banana e adicione à aveia. Aquecer por 1 minuto

b) Junte o linho, o mel cru e a canela. Cubra com manteiga de amêndoa!

7. Coconut Pomegranate Oatmeal

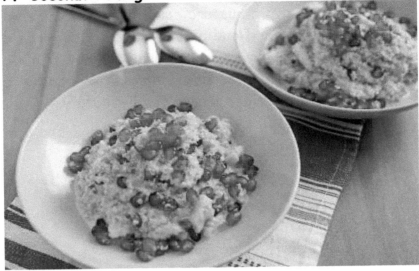

Serve 1

Ingredientes

- • 1/2 xícara de aveia
- • 1/3 xícara de leite de coco
- • 1 xícara de água
- • 2 colheres de sopa coco ralado sem açúcar
- • 1-2 colheres de sopa linho farinha de sementes
- • 1 colher de sopa cruquerida
- • 3 colheres de sopa sementes de romã

Instruções

a) Cozinhe a aveia com o leite de coco, água e sal.

b) Junte o coco, o mel cru e a farinha de linhaça. Polvilhe com coco extra e sementes de romã.

8. Crosta de pizza de ovo

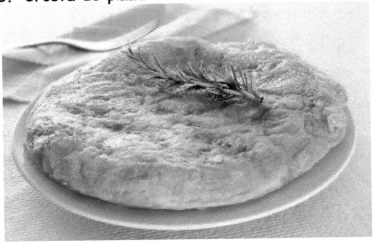

Ingredientes -

- • 3 ovos
- • 1/2 xícara de farinha de coco
- • 1 xícara de leite de coco
- • 1 dente de alho esmagado

a) Misture e faça uma omelete.

b) Servir

9. Omelete com vegetais

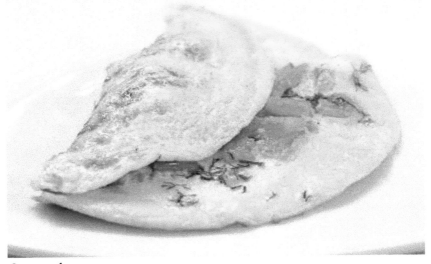

Serve 1

Ingredientes -

- • 2 ovos grandes
- • Sal
- • Gpimenta preta redonda
- • 1 colher de chá. Oliva óleo ou cominho óleo
- • 1 xícara de espinafre, tomate cereja e 1 colher de iogurte queijo
- • Pimenta vermelha em flocos esmagados e uma pitada de endro

Instruções

a) Bata 2 ovos grandes em uma tigela pequena. Tempere com sal e pimenta do reino moída e reserve. Aqueça 1 colher de chá. azeite em uma frigideira média em fogo médio.

b) Adicione o espinafre, o tomate, o queijo e cozinhe, mexendo, até murchar (aproximadamente 1 minuto).

c) Adicione os ovos; cozinhe, mexendo ocasionalmente, até firmar, cerca de 1 minuto. Junte o queijo.

d) Polvilhe com flocos de pimenta vermelha esmagada e endro.

10. Muffins de Ovo

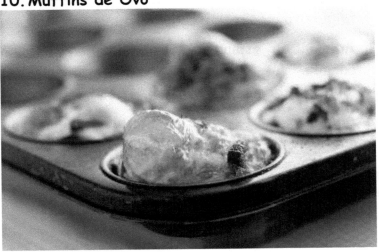

Ingredientes

Servindo: 8 muffins

- • 8 ovos
- • 1 xícara de pimentão verde picado
- • 1 xícara de cebola em cubos
- • 1 xícara de espinafre
- • 1/4 colher de chá sal
- • 1/8 colher de chá Pimenta preta da terra
- • 2 colheres de sopa. agua

Instruções

a) Aqueça o forno a 350 graus F. Unte 8 forminhas de muffin.

b) Bata os ovos juntos.

c) Misture o pimentão, o espinafre, a cebola, o sal, a pimenta-do-reino e a água. Despeje a mistura em forminhas de muffin.

d) Asse no forno até que os muffins fiquem no meio.

11. Ovos Mexidos De Salmão Fumado

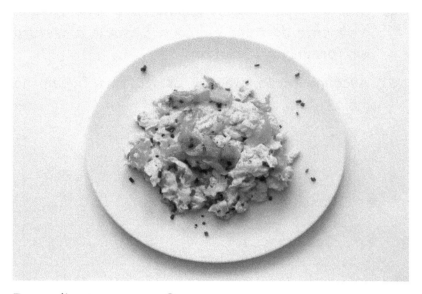

Ingredientes, serve 2 -

- 1 colher de chá coco óleo

- 4 ovos

- 1 colher de sopa de água

- 4 onças de salmão defumado, fatiado

- 1/2 abacate

- pimenta preta moída, a gosto

- 4 cebolinhas picadas (ou use 1 cebola verde, em fatias finas)

Instruções

a) Aqueça uma frigideira em fogo médio.

b) Adicione o óleo de coco à panela quando estiver bem quente.

c) Enquanto isso, mexa os ovos. Adicione os ovos à frigideira quente, junto com o salmão defumado. Mexendo continuamente, cozinhe os ovos até ficarem macios e fofos.

d) Retire do fogo. Cubra com abacate, pimenta-do-reino e cebolinha para servir.

12. Bife e ovos

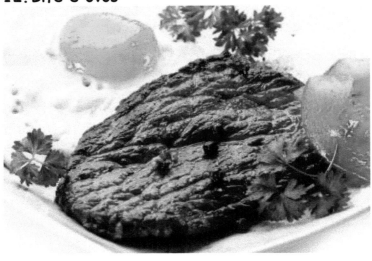

porções

Ingredientes -

- • 1/2 lb de bife desossado ou lombo de porco
- • 1/4 colher de chá de pimenta-do-reino moída
- • 1/4 colher de chá de sal marinho (opcional)
- • 2 colheres de chá coco óleo
- • 1/4 de cebola picada
- • 1 pimentão vermelho picado
- • 1 punhado de espinafre ou rúcula
- • 2 ovos

Instruções

a) Tempere o bife fatiado ou o lombo de porco com sal marinho e pimenta-do-reino. Aqueça uma frigideira em fogo alto. Adicione 1 colher de chá de óleo de coco, cebola e carne quando a panela estiver quente e refogue até que o bife esteja ligeiramente cozido.

b) Adicione o espinafre e o pimentão vermelho e cozinhe até que o bife esteja feito ao seu gosto. Enquanto isso, aqueça uma frigideira pequena em fogo médio. Adicione o óleo de coco restante e frite dois ovos.

c) Cubra cada bife com um ovo frito para servir.

13. Ovo Assado

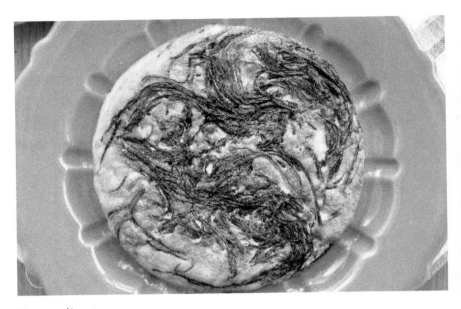

Ingredientes -

6 porções

- • 2 xícaras de pimentão vermelho picado ou espinafre
- • 1 xícara de abobrinha
- • 2 colheres de sopa. coco óleo
- • 1 xícara de cogumelos fatiados
- • 1/2 xícara de cebolas verdes cortadas

- • 8 ovos
- • 1 xícara de leite de coco
- • 1/2 xícara amêndoa farinha de trigo
- • 2 colheres de sopa. salsa fresca picada
- • 1/2 colher de chá manjericão seco
- • 1/2 colher de chá sal
- • 1/4 colher de chá Pimenta preta da terra

Instruções

a) Pré-aqueça o forno a 350 graus F. Coloque o óleo de coco em uma frigideira. Aqueça em fogo médio. Adicione cogumelos, cebola, abobrinha e pimenta vermelha (ou espinafre) até que os vegetais estejam macios, cerca de 5 minutos. Escorra os vegetais e espalhe-os sobre a assadeira.

b) Bata os ovos em uma tigela com leite, farinha, salsa, manjericão, sal e pimenta. Despeje a mistura de ovos na assadeira.

c) Asse em forno pré-aquecido até o centro ficar firme (aprox. 35 a 40 minutos).

14. Frittata

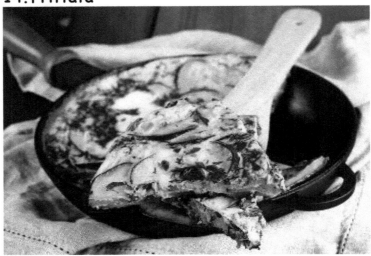

6

porções

Ingredientes -

- • 2 colheres de sopa. Oliva óleo ou abacate óleo
- • 1 Abobrinha cortada
- • 1 xícara de espinafre fresco rasgado
- • 2 colheres de sopa. cebolas verdes fatiadas
- • 1 colher de chá. Alho amassado, Sal e pimenta a gosto
- • 1/3 xícara de leite de coco
- • 6 ovos

Instruções

a) Aqueça o azeite em uma frigideira em fogo médio. Adicione a abobrinha e cozinhe até ficar macia. Misture o espinafre, a cebolinha e o alho. Tempere com sal e pimenta. Continue cozinhando até que o espinafre murche.

b) Em uma tigela separada, bata os ovos e o leite de coco. Despeje na frigideira sobre os legumes. Reduza o fogo, tampe e cozinhe até que os ovos estejam firmes (5 a 7 minutos).

15. Naan / Panquecas / Crepes

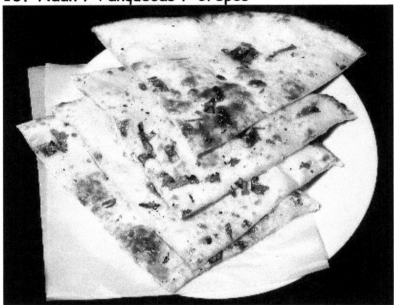

Ingredientes

- • 1/2 xícara amêndoa farinha de trigo
- • 1/2 xícara de farinha de tapioca
- • 1 xícara de leite de coco
- • Salt
- • coco óleo

Instruções

a) Misture todos os ingredientes juntos.

b) Aqueça uma panela em fogo médio e despeje a massa na espessura desejada. Quando a massa parecer firme, vire-a para cozinhar o outro lado.

c) Se você quiser que seja um crepe ou panqueca de sobremesa, omita o sal. Você pode adicionar alho picado ou gengibre na massa, se quiser, ou alguns temperos.

16. Panquecas de Abobrinha

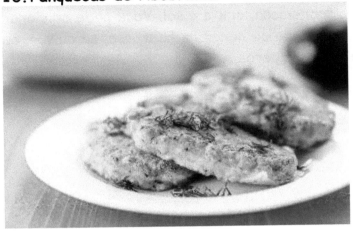

Serve 3 porções

Ingredientes

- • 2 abobrinhas médias
- • 2 colheres de sopa. cebola picada
- • 3 ovos batidos
- • 6 a 8 colheres de sopa. amêndoa farinha de trigo
- • 1 colher de chá. sal
- • 1/2 colher de chá Pimenta preta da terra
- • coco óleo

Instruções

a) Aqueça o forno a 300 graus F.

b) Rale a abobrinha em uma tigela e junte a cebola e os ovos. Junte 6 colheres de sopa. da farinha, sal e pimenta.

c) Aqueça uma frigideira grande em fogo médio e adicione óleo de coco na frigideira. Quando o óleo estiver quente, abaixe o fogo para médio-baixo e adicione a massa na panela. Cozinhe as panquecas por cerca de 2 minutos de cada lado, até dourar. Coloque as panquecas no forno.

17. Savory Pie Crust

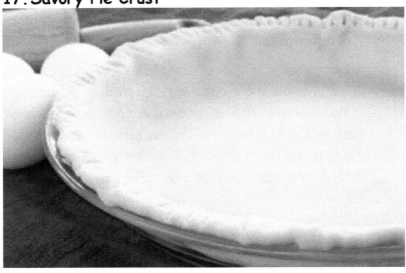

Ingredientes

- • 11/4 xícaras escaldadas amêndoa farinha de trigo
- • 1/3 xícara de farinha de tapioca
- • 3/4 colher de chá sal marinho finamente moído
- • 3/4 colher de chá colorau
- • 1/2 colher de chá cominho em pó
- • 1/8 colher de chá pimenta branca moída
- • 1/4 xícara coco óleo
- • 1 ovo grande

Instruções

a) Coloque a farinha de amêndoa, a farinha de tapioca, o sal marinho, a baunilha, o ovo e o açúcar de coco (se usar açúcar de coco) na tigela do processador de alimentos. Processe 2-3 vezes para combinar. Adicione óleo e mel cru (se você usar mel cru) e pulse várias vezes por segundo e, em seguida, deixe o processador de alimentos funcionar até que a mistura fique bem. Mova a massa para uma folha de plástico. Embrulhe e pressione a massa em um disco de 23 cm. Leve à geladeira por 30 minutos.

b) Remova o envoltório de plástico. Pressione a massa na parte inferior e nas laterais de uma forma de torta com manteiga de 23 cm. Aperte um pouco as bordas da crosta. Deixe esfriar na geladeira por 20 minutos. Coloque a grelha do forno na posição central e pré-aqueça o forno a 375F. Leve ao forno e leve ao forno até dourar.

18. quiche

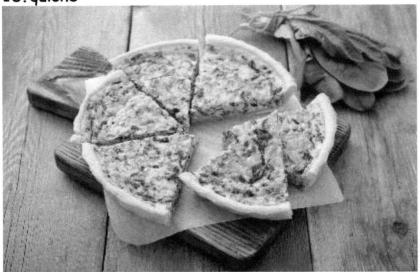

Serve 2-3

Ingredientes -

- • 1 crosta de torta salgada pré-cozida e resfriada
- • 8 onças de espinafre orgânico, cozido e escorrido
- • 6 onças de porco em cubos
- • 2 chalotas médias, cortadas em fatias finas e salteadas
- • 4 ovos grandes
- • 1 xícara de leite de coco
- • 3/4 colher de chá sal

- • 1/4 colher de chá pimenta do reino moída na hora

Instruções

a) Doure a carne de porco em óleo de coco e, em seguida, adicione o espinafre e as cebolas. Reserve uma vez feito.

b) Pré-aqueça o forno a 350F. Em uma tigela grande, misture os ovos, o leite, o sal e a pimenta. Bata até ficar espumoso. Adicione cerca de 3/4 da mistura de recheio drenado, reservando o outro 1/4 para "cobrir" a quiche. Despeje a mistura de ovos na crosta e coloque o recheio restante por cima da quiche.

c) Coloque a quiche no forno no centro da grelha do meio e asse sem mexer por 45 a 50 minutos.

19. Bolas de gergelim de queijo cottage

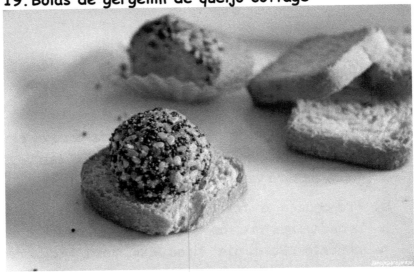

Ingredientes

- 16 onças de queijo do fazendeiro ou queijo cottage
- 1 xícara de amêndoas picadas
- 1 e 1/2 xícaras de aveia

a) Em uma tigela grande, misture o queijo cottage, as amêndoas e a aveia.

b) Faça bolinhas e role na mistura de sementes de gergelim.

APETIZADORES

20. Húmus

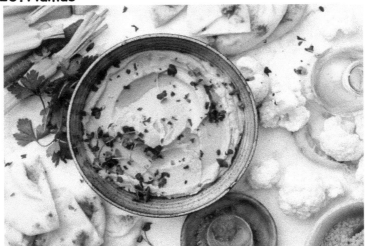

Ingredientes

- • 2 xícaras de grão de bico cozido (grão-de-bico)
- • 1/4 xícara (59 ml) de suco de limão fresco
- • 1/4 xícara (59 ml) de tahine
- • Metade de um dente de alho grande picado
- • 2 colheres de sopa. Oliva óleo ou cominho óleo, além de mais para servir
- • 1/2 a 1 colher de chá sal
- • 1/2 colher de chá cominho em pó
- • 2 a 3 colheres de sopa. agua
- • Pedaço de páprica moída para servir

Instruções

a) Combine o tahini com o suco de limão e bata por 1 minuto. Adicione o azeite, o alho picado, o cominho e o sal à mistura de tahine e limão. Processe por 30 segundos, raspe as laterais e processe mais 30 segundos.

b) Adicione metade do grão de bico ao processador de alimentos e processe por 1 minuto. Raspe os lados, adicione o grão de bico restante e processe por 1 a 2 minutos.

c) Transfira o homus para uma tigela e regue com cerca de 1 colher de sopa. de azeite por cima e polvilhe com colorau.

21. guacamole

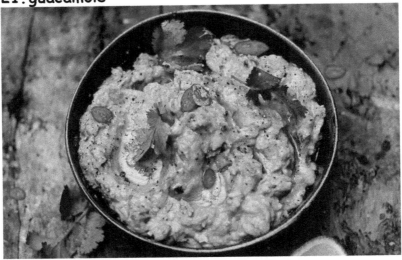

Ingredientes

- • 4 abacates maduros
- • 3 colheres de sopa. suco de limão espremido na hora (1 limão)
- • Molho de pimenta picante 8 traços
- • 1/2 xícara de cebola em cubos
- • 1 dente de alho grande, picado
- • 1 colher de chá. sal
- • 1 colher de chá. Pimenta preta da terra
- • 1 tomate médio, sem sementes e em cubos pequenos

Instruções

a) Corte os abacates ao meio, remova os caroços e retire a polpa.

b) Imediatamente adicione o suco de limão, o molho de pimenta, o alho, a cebola, o sal e a pimenta e mexa bem. Dice abacates. Adicione os tomates.

c) Misture bem e prove o sal e a pimenta.

22. Baba Ghanoush

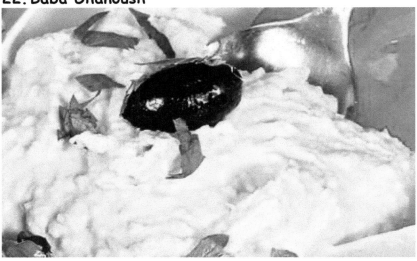

Ingredientes

- · 1 berinjela grande
- · 1/4 xícara de tahine e mais conforme necessário
- · 3 dentes de alho picados
- · 1/4 xícara de suco de limão fresco e mais conforme necessário
- · 1 pitada de cominho moído
- · sal a gosto
- · 1 Colher de Sopa. extra virgemOliva óleo ou abacate óleo
- · 1 Colher de Sopa. salsa de folhas planas picada

- • 1/4 xícara de azeitonas pretas curadas com salmoura, como Kalamata

Instruções:

a) Grelhe a berinjela por 10 a 15 minutos. Aqueça o forno (375 F).

b) Coloque a berinjela em uma assadeira e leve ao forno por 15-20 minutos ou até ficar bem macia. Retire do forno, deixe esfriar, retire e descarte a casca. Coloque a polpa da berinjela em uma tigela. Usando um garfo, amasse a berinjela até formar uma pasta.

c) Adicione 1/4 xícara de tahine, alho, cominho, 1/4 xícara de suco de limão e misture bem. Tempere com sal a gosto. Transfira a mistura para uma tigela e espalhe com as costas de uma colher para formar um poço raso. Regue com o azeite por cima e polvilhe com a salsa.

d) Sirva em temperatura ambiente.

23. Espinacase la Catalana

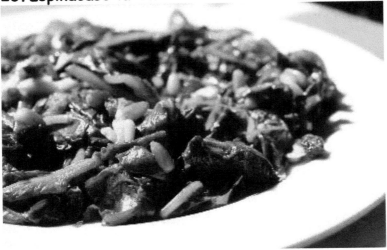

4 porções

Ingredientes

- • 2 xícaras de espinafre
- • 2 dentes de alho
- • 3 colheres de sopa de caju
- • 3 colheres de sopa de groselhas secas
- • Oliva óleo ou abacate óleo

Instruções

a) Lave o espinafre e retire as hastes. Cozinhe o espinafre no vapor por alguns minutos.

b) Descasque e corte o alho. Despeje algumas colheres de sopa de azeite e tampe o fundo de uma frigideira. Aqueça a panela em fogo médio e refogue o alho por 1-2 minutos.

c) Adicione as castanhas de caju e as passas de Corinto à frigideira e continue a refogar por 1 minuto. Adicione o espinafre e misture bem, cobrindo com óleo. Sal a gosto.

24. tapenade

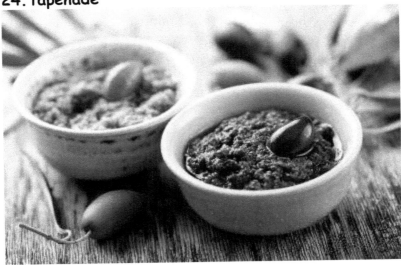

Ingredientes

- • 1/2 libra de azeitonas mistas sem caroço
- • 2 filetes de anchova, enxaguados
- • 1 dente de alho pequeno picado
- • 2 colheres de sopa. alcaparras
- • 2 a 3 folhas frescas de manjericão
- • 1 Colher de Sopa. suco de limão espremido na hora
- • 2 colheres de sopa. extra virgemOliva óleo ou cominho óleo

Instruções

a) Lave as azeitonas em água fria.

b) Coloque todos os ingredientes na tigela do processador de alimentos. Processe para combinar, até que se torne uma pasta grossa.

c) Transfira para uma tigela e sirva

25. Molho de pimenta vermelha

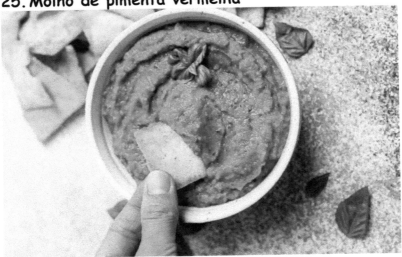

Ingredientes

- • 1 libra de pimentão vermelho
- • 1 xícara de queijo dos fazendeiros
- • 1/4 xícara virgem Oliva óleo ou abacate óleo
- • 1 colher de sopa de alho picado
- • Suco de limão, sal, manjericão, orégano, pimenta vermelha em flocos a gosto.

Instruções

a) Asse os pimentões. Cubra-os e deixe esfriar por cerca de 15 minutos. Descasque os pimentões e retire as sementes e caules.

b) Pique os pimentões. Transfira os pimentões e o alho para um processador de alimentos e processe até ficar homogêneo.

c) Adicione o queijo e o alho dos fazendeiros e processe até ficar homogêneo.

d) Com a máquina ligada, adicione azeite e suco de limão. Adicione o manjericão, orégano, flocos de pimenta vermelha e 1/4 colher de chá. sal e processe até ficar homogêneo.

e) Ajuste o tempero à gosto. Despeje em uma tigela e leve à geladeira.

26. Berinjela e Iogurte

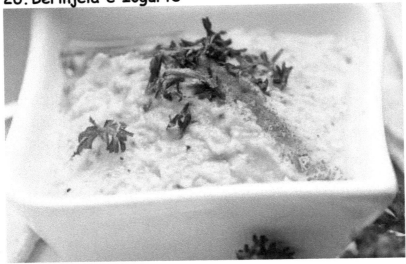

1 libra de berinjela picada

3 chalotas com casca

3 dentes de alho com casca

a) Misture 1 quilo de berinjela picada, 3 chalotas com casca e 3 dentes de alho com casca com 1/4 de xícara de azeite, sal e pimenta em uma assadeira.

b) Asse a 400 graus por meia hora. Esfrie e esprema as cebolas e o alho da pele e pique. Misture com a berinjela, amêndoa, 1/2 xícara de iogurte natural, endro e sal e pimenta.

27. caponata

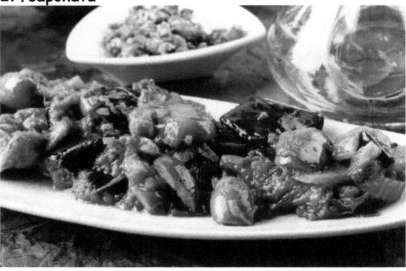

Serve 3-4

Ingredientes

- • coco óleo
- • 2 berinjelas grandes, cortadas em pedaços grandes
- • 1 colher de chá. orégano seco
- • Se o sal
- • Fpimenta-do-reino moída reshly
- • 1 cebola pequena, descascada e picada
- • 2 dentes de alho, descascados e cortados em fatias finas
- • 1 cacho pequeno de salsa fresca de folhas planas, folhas colhidas e caules finamente picados

- 2 colheres de sopa. alcaparras salgadas, enxaguadas, encharcadas e escorridas
- 1 punhado de azeitonas verdes, pedras removidas
- 2-3 colheres de sopa. suco de limão
- 5 tomates grandes e maduros, picados grosseiramente
- coco óleo
- 2 colheres de sopa. amêndoas em fatias, levemente torradas, opcional

Instruções

a) Aqueça o óleo de coco em uma panela e acrescente a berinjela, o orégano e o sal. Cozinhe em fogo alto por cerca de 4 ou 5 minutos. Adicione os talos de cebola, alho e salsa e continue cozinhando por mais alguns minutos. Adicione as alcaparras escorridas, as azeitonas e o suco de limão. Quando todo o suco tiver evaporado, adicione os tomates e cozinhe até ficar macio.

b) Tempere com sal e azeite a gosto antes de servir. Polvilhe com as amêndoas.

SMOOTHIES

28. Smoothie de Kale Kiwi

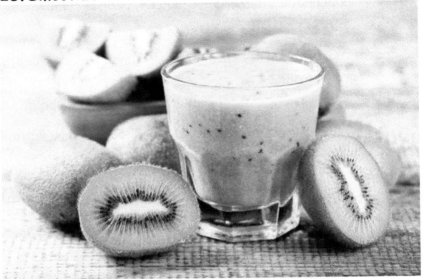

- 1 xícara de couve picada

- 2 maçãs

- 3 kiwis

- 1 colher de sopa linho sementes

- 1 colher de sopa de geléia real

- 1 xícara de gelo picado

a) Combine no liquidificador

b) Servir

29. Smoothie de Maçãs de Abobrinha

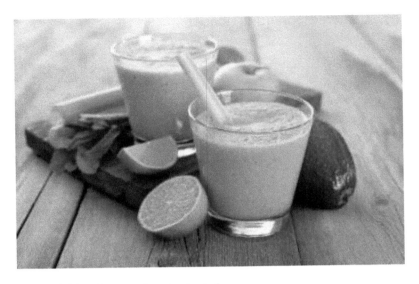

- • 1/2 xícara de abobrinha

- • 2 maçãs

- • 3/4 de abacate

- • 1 talo de aipo

- • 1 limão

- • 1 Colher de Sopa. Espirulina

- • 1 1/2 xícaras de gelo picado

a) Combine no liquidificador

b) Servir

30. Smoothie de dente de leão

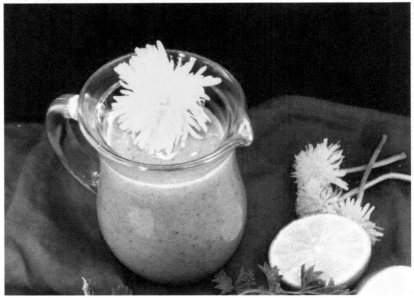

- 1 xícara de folhas de dente-de-leão

- 1 xícara de espinafre

- ½ xícara de tahine

- 1 rabanete vermelho

- 1 Colher de Sopa. chia sementes

- 1 xícara de chá de lavanda

a) Combine no liquidificador

b) Servir

31. Smoothie De Mel De Mel De Funcho

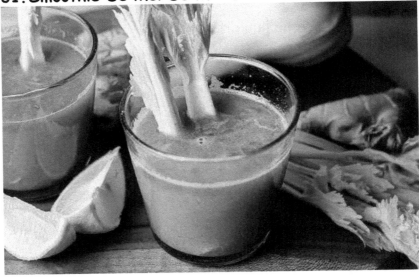

- $\frac{1}{2}$ xícara de erva-doce

- 1 xícara de brócolis

- 1 Colher de Sopa. Coentro

- 1 xícara Honeydew

- 1 xícara de gelo picado

- 1 Colher de Sopa. Clorela

a) Combine no liquidificador

b) Servir

32. Smoothie de maçã com brócolis

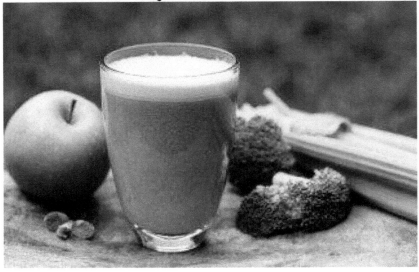

- 1 maçã
- 1 xícara de brócolis
- 1 Colher de Sopa. Coentro
- 1 talo de aipo
- 1 xícara de gelo picado
- 1 Colher de Sopa. algas amassadas

a) Combine no liquidificador

b) Servir

33. Smoothie De Salada

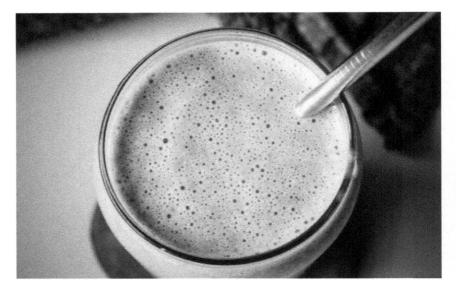

- • 1 xícara de espinafre

- • ½ pepino

- • 1/2 cebola pequena

- • 2 colheres de sopa de salsa

- • 2 colheres de sopa de suco de limão

- • 1 xícara de gelo picado

- • 1 Colher de Sopa. Oliva óleo ou cominho óleo

- • ¼ xícara de Wheatgrass

a) Combine no liquidificador

b) Servir

34. Smoothie de couve de abacate

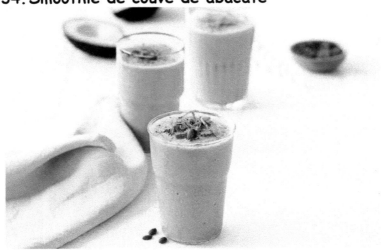

- 1 xícara de couve

- ½ abacate

- 1 xícara de pepino

- 1 talo de aipo

- 1 Colher de Sopa. chia sementes

- 1 xícara de chá de camomila

- 1 Colher de Sopa. Espirulina

a) Combine no liquidificador

b) Servir

35. Smoothie de agrião

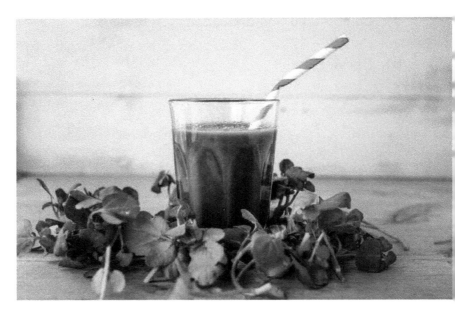

- • 1 xícara de agrião

- • ½ xícara amêndoa manteiga

- • 2 pepinos pequenos

- • 1 xícara de leite de coco

- • 1 Colher de Sopa. Clorela

- • 1 Colher de Sopa. Sementes de cominho preto
  - polvilhe por cima e decore com salsa

a) Combine no liquidificador

b) Servir

36. Smoothie de beterraba

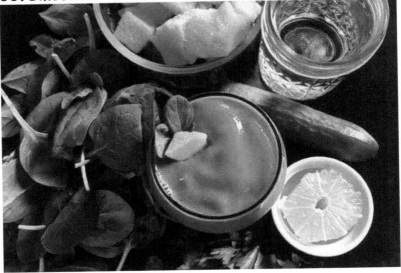

- 1 xícara de folhas de beterraba

- 2 colheres de sopa. Manteiga de sementes de abóbora

- 1 xícara de morango

- 1 Colher de Sopa. sementes de Sesamo

- 1 Colher de Sopa. cânhamo sementes

- 1 xícara de chá de camomila

a) Combine no liquidificador

b) Servir

37. Batido de pepino com alho-poró de brócolis

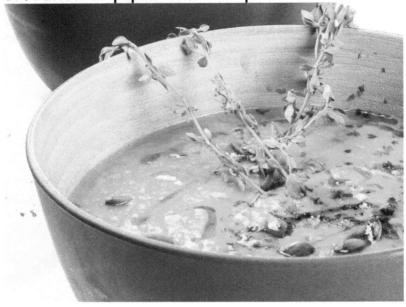

1 xícara de brócolis

- • 2 colheres de sopa. Manteiga de caju

- • 2 alho-poró

- • 2 pepinos

- • 1 limão

- • $\frac{1}{2}$ xícara de alface

- • $\frac{1}{2}$ xícara de folha de alface

- • 1 Colher de Sopa. Matcha

- • 1 xícara de gelo picado

a) Combine no liquidificador

b) Servir

38. Smoothie de espinafre de cacau

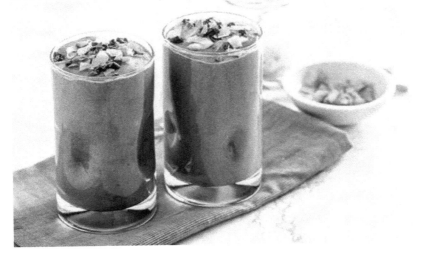

- • 2 xícaras de espinafre

- • 1 xícara de mirtilos congelados

- • 1 colher de sopa de cacau em pó escuro

- • ½ xícara de leite de amêndoa sem açúcar

- • 1/2 xícara de gelo picado

- • 1 colher de chá cru querida

- • 1 Colher de Sopa. Pó de matcha

a) Combine no liquidificador

b) Servir

39. Smoothie de manteiga de amêndoa de linho

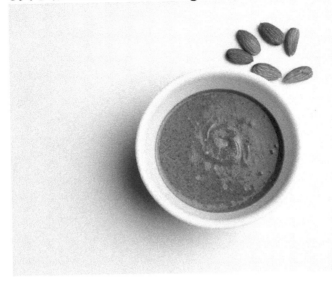

- · ½ xícara de iogurte natural
- · 2 colheres de sopa amêndoa manteiga
- · 2 xícaras de espinafre
- · 1 banana, congelada
- · 3 morangos
- · 1/2 xícara de gelo picado
- · 1 colher de chá linho sementes

a) Combine no liquidificador

b) Servir

40. Smoothie de couve de maçã

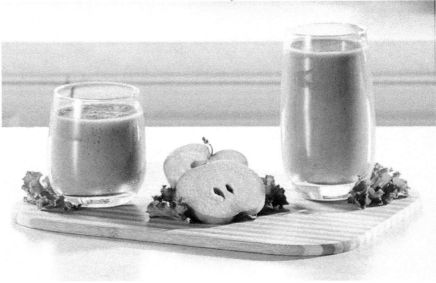

- · 1 xícara de couve

- · ½ xícara de leite de coco

- · 1 Colher de Sopa. Maca

- · 1 banana, congelada

- · ¼ colher de chá de canela

- · 1 maçã

- · Pitada de noz-moscada

- · 1 cravo

- · 3 cubos de gelo

a) Combine no liquidificador

b) Servir

41. Smoothie de pêssego iceberg

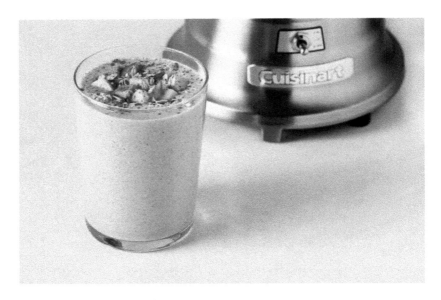

- • 1 xícara de alface americana
- • 1 banana
- • 1 pêssego
- • 1 castanha do brasil
- • 1 manga
- • 1 xícara de Kombuchá
- • Topo com cânhamo sementes

a) Combine no liquidificador

b) Servir

42. Smoothie de arco-íris

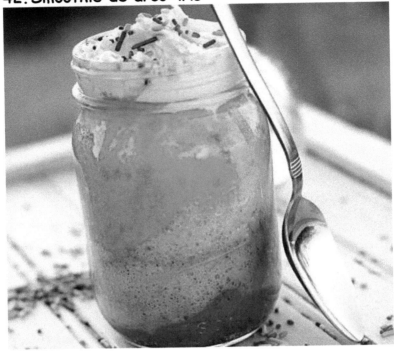

a) • Misture 1 beterraba grande com um pouco de gelo picado

b) • Misture 3 cenouras com um pouco de gelo quebrado

c) Misture 1 pepino, 1 xícara de alface e $\frac{1}{2}$ xícara de Wheatgrass

d) • Sirva-os separados para preservar a cor distinta

e) Servir

SOBREMESAS

43. Bolos De Caranguejo

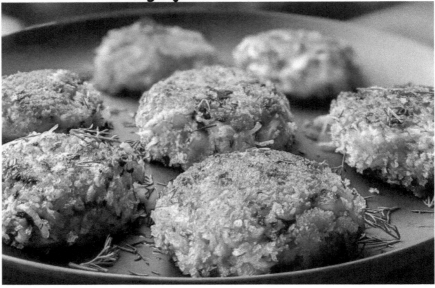

Serve 6-8

Ingredientes -

- • 3 libras carne de carangueijo
- • 3 ovos batidos
- • 3 xícaras <u>linho</u> farinha de sementes
- • 3 colheres de sopa. mostarda
- • 2 colheres de sopa. rábano ralado
- • 1/2 xícara <u>coco</u> óleo
- • 1 colher de chá. casca de limão
- • 3 colheres de sopa. suco de limão

- • 2 colheres de sopa. salsa
- • 1/2 colher de chá Pimenta-caiena
- • 2 colheres de chá molho de peixe

Instruções

a) Em uma tigela média misture todos os ingredientes, exceto o óleo.

b) Transforme em hambúrgueres pequenos. Na frigideira aqueça o óleo e cozinhe os hambúrgueres por 3-4 minutos de cada lado ou até dourar.

c) Opcionalmente, leve ao forno.

d) Sirva como aperitivo ou como prato principal com salada grande de fibras.

44. Massa de torta doce

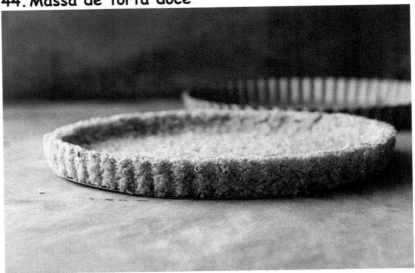

Ingredientes

- • 11/3 xícaras escaldadas amêndoa farinha de trigo
- • 1/3 xícara de farinha de tapioca
- • 1/2 colher de chá sal marinho
- • 1 ovo grande
- • 1/4 xícara coco óleo
- • 2 colheres de sopa. açúcar de coco ou cruquerida
- • 1 colher de chá de terra baunilha feijão

Instruções

a) Coloque a farinha de amêndoa, a farinha de tapioca, o sal marinho, a baunilha, o ovo e o açúcar de coco (se usar açúcar de coco) na tigela do processador de alimentos. Processe 2-3 vezes para combinar. Adicione óleo e mel cru (se você usar mel cru) e pulse várias vezes por segundo e, em seguida, deixe o processador de alimentos funcionar até que a mistura fique bem. Despeje a massa em uma folha de filme plástico. Embrulhe e pressione a massa em um disco de 23 cm. Leve à geladeira por 30 minutos.

b) Remova o envoltório de plástico. Pressione a massa na parte inferior e nas laterais de uma forma de torta com manteiga de 23 cm. Aperte um pouco as bordas da crosta. Deixe esfriar na geladeira por 20 minutos. Coloque a grelha do forno na posição central e pré-aqueça o forno a 375F. Leve ao forno e leve ao forno até dourar.

45. Torta de maçã

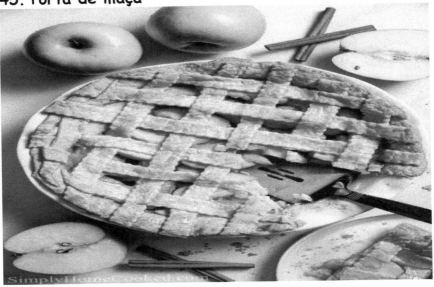

Porção: 8 porções

Ingredientes

- • 2 colheres de sopa. coco óleo
- • 9 maçãs azedas, descascadas, sem núcleo e cortadas em fatias grossas de 1/4 de polegada
- • 1/4 xícara de açúcar de coco ou cru querida
- • 1/2 colher de chá canela
- • 1/8 colher de chá sal marinho
- • 1/2 xícara de leite de coco
- • 1 xícara de nozes e sementes

Instruções

a) Recheio: Derreta o óleo de coco em uma panela grande em fogo médio. Adicione as maçãs, açúcar de coco ou mel cru, canela e sal marinho. Aumente o fogo para médio-alto e cozinhe, mexendo ocasionalmente, até que as maçãs liberem a umidade e o açúcar derreta. Despeje leite de coco ou creme sobre as maçãs e continue cozinhando até que as maçãs estejam macias e o líquido engrosse, cerca de 5 minutos, mexendo ocasionalmente.

b) Despeje o recheio na crosta e cubra com a cobertura. Coloque uma proteção para torta sobre as bordas da crosta para evitar que queime. Asse até que a cobertura esteja dourando. Esfrie e sirva.

46. Frutas mergulhadas em chocolate

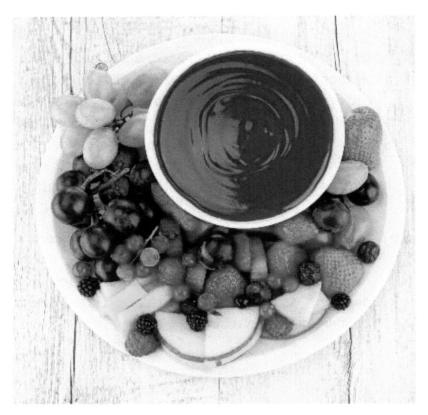

Ingredientes

- • 2 maçãs ou 2 bananas ou uma tigela de morangos ou qualquer fruta que possa ser mergulhada em chocolate derretido
- • 1/2 xícara de chocolate derretido

• 2 colheres de sopa. nozes picadas (amêndoa, noz, castanha do Brasil) ou sementes (cânhamo, chia, gergelim,linho sementes refeição)

Instruções

a) Corte a maçã em fatias ou corte a banana em quartos. Derreta o chocolate e pique as nozes. Mergulhe as frutas no chocolate, polvilhe com nozes ou sementes e coloque na bandeja.

b) Transfira a bandeja para a geladeira para que o chocolate endureça; servir.

c) Se não quiser chocolate, cubra as frutas com manteiga de amêndoa ou girassol e polvilhe com sementes de chia ou cânhamo, corte em pedaços e sirva.

47. Cookies No-Bake

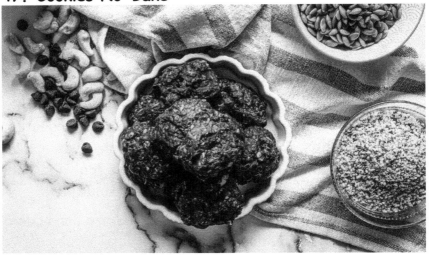

Ingredientes

- • 1/2 xícara de leite de coco
- • 1/2 xícara de cacau em pó
- • 1/2 xícara coco óleo
- • 1/2 xícara crua querida
- • 2 xícaras de coco finamente ralado
- • 1 xícara de coco grande em flocos
- • 2 colheres de chá de terra baunilha feijão
- • 1/2 xícara de amêndoas picadas ou chia sementes (opcional)
- • 1/2 xícara amêndoa manteiga (opcional)

Instruções

a) Combine o leite de coco, o óleo de coco e o cacau em pó em uma panela. Cozinhe a mistura em fogo médio, mexendo até ferver e ferva por 1 minuto.

b) Retire a mistura do fogo e junte o coco ralado, o coco grande em flocos, o mel cru e a baunilha. Adicione ingredientes adicionais se desejar.

c) Transfira a mistura para uma assadeira forrada com pergaminho para esfriar.

48. Brownies crus

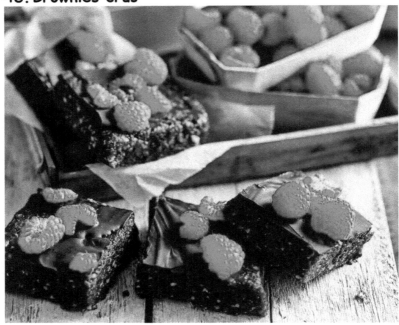

Ingredientes

- • 1 1/2 xícaras de nozes
- • 1 xícara sem caroço datas
- • 1 1/2 colher de chá chãobaunilha feijão
- • 1/3 xícara de cacau em pó sem açúcar
- • 1/3 xícara amêndoa manteiga

Instruções

a) Adicione as nozes e o sal a um processador de alimentos ou liquidificador. Misture até ficar bem moído.

b) Adicione a baunilha, as tâmaras e o cacau em pó ao liquidificador. Misture bem e, opcionalmente, adicione algumas gotas de água de cada vez para fazer a mistura grudar.

c) Transfira a mistura para uma panela e cubra com a manteiga de amêndoa.

49. Sorvete

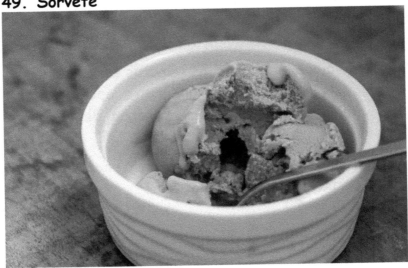

a) Congele uma banana cortada em pedaços e bata no liquidificador depois de congelada e adicione meia colher de chá. de canela ou 1 colher de chá. de cacau ou ambos e comê-lo como sorvete.

b) Outra opção seria adicionar uma colher de amêndoa manteiga e misture com purê de banana, também é um sorvete delicioso.

50. Cookies Apple Spice

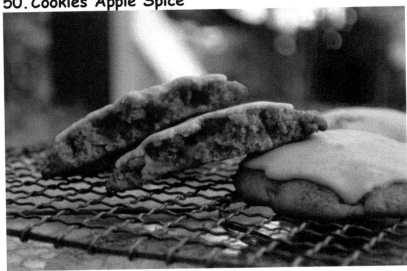

Ingredientes

- • 1 xícara sem açúcar amêndoa manteiga
- • 1/2 xícara crua querida
- • 1 ovo e 1/2 colher de chá de sal
- • 1 maçã, cortada em cubos
- • 1 colher de chá de canela
- • 1/4 colher de chá de cravo moído
- • 1/8 colher de chá de noz-moscada
- • 1 colher de chá de gengibre fresco, ralado

Instruções

a) Aqueça o forno a 350 graus F. Combine manteiga de amêndoa, ovo, mel cru e sal em uma tigela. Adicione a maçã, as especiarias e o gengibre e mexa. Coloque a massa em uma assadeira a 2,5 cm de distância.

b) Asse até firmar.

c) Retire os biscoitos e deixe esfriar em uma grade.

CONCLUSÃO

Para determinar se um alimento tem baixo teor de gordura, uma pessoa pode ler seu rótulo nutricional. É vital ler a parte do rótulo que lista os valores específicos, já que muitos fabricantes rotulam os alimentos como "baixo teor de gordura", apesar de terem um teor relativamente alto de gordura.

Exemplos de alimentos com baixo teor de gordura que uma pessoa pode incorporar em sua dieta incluem:

- Cereais, grãos e produtos de massas
- tortilhas de milho ou trigo integral
- biscoitos assados
- a maioria dos cereais frios
- macarrão, especialmente versões de grãos inteiros
- aveia
- arroz
- bagels de grãos inteiros
- Bolinhos ingleses
- pão pita

Lightning Source UK Ltd.
Milton Keynes UK
UKHW020708300721
387968UK00005B/69